药学类 专业实验教学指导丛书

中药炮制技术实验指导

主 编 赵 芳

参 编 张启立 张 环

重庆大学出版社

内容提要

本书是中药学、药学类专业《中药炮制技术》教材的配套实验用书。全书包括 14 个实验、附录及实验报告,主要内容包括净选加工、饮片切制、清炒法、加固体辅料炒法、炙法、煅法、水火共制法、复制法、发酵发芽法、制霜法、其他制法、山楂炮制前后有机酸含量的测定、王不留行炮制前后浸出物的比较、巴豆制霜前后巴豆油的含量测定,以及中药炮制技术实验教学大纲、中药炮制技术实验考试大纲、"2021 年全国职业院校技能大赛"高职组中药传统技能——"中药炮制"赛项规程及中药炮制实验室管理规章制度。

本书适用于中药学、药学类专业师生使用,也可作为"中药传统技能"竞赛指导用书。

图书在版编目(CIP)数据

中药炮制技术实验指导/赵芳主编. -- 重庆:重
庆大学出版社,2022.7
(药学类专业实验教学指导丛书)
ISBN 978-7-5689-3430-5

Ⅰ.①中… Ⅱ.①赵… Ⅲ.①中药炮制学—实验—医
学院校—教学参考资料 Ⅳ.①R283-33

中国版本图书馆 CIP 数据核字(2022)第 112272 号

中药炮制技术实验指导

主 编 赵 芳
特约编辑:兰明娟
责任编辑:范 琪 版式设计:范 琪
责任校对:姜 凤 责任印制:张 策

*

重庆大学出版社出版发行
出版人:饶帮华
社址:重庆市沙坪坝区大学城西路 21 号
邮编:401331
电话:(023) 88617190 88617185(中小学)
传真:(023) 88617186 88617166
网址:http://www.cqup.com.cn
邮箱:fxk@ cqup.com.cn(营销中心)
全国新华书店经销
重庆华林天美印务有限公司印刷

*

开本:787mm×1092mm 1/16 印张:6.25 字数:159 千
2022 年 7 月第 1 版 2022 年 7 月第 1 次印刷
印数:1—4 000
ISBN 978-7-5689-3430-5 定价:21.00 元

药学类专业实验教学指导丛书
编写说明

"药学类专业实验教学指导丛书"坚持现代职业教育改革方向,体现高等职业教育特色,以技能训练为主线,以岗位需求为导向,以学生就业创业能力培养为核心,依据最新修订的药学专业人才培养方案、专业核心课程的课程标准、实验大纲、考试大纲,结合全国高职高专药学类专业教材及实验教学的现状与发展需求,组织相关教师悉心编写而成。

本套教材共8册,主要供药学类相关专业实验教学、技能训练使用,力求优化专业实验教学全过程,努力提高技能水平。重点突出以下特点:

1. **适应发展需求,体现专业特色**。考虑药学行业对技术技能型人才的需求,结合职业教育快速发展的实践经验,编写内容注重培养学生的专业技能、科学素质和职业能力,帮助学生培养创新思维,提高创新能力、实践能力和解决问题的能力,充分调动学生学习的主动性、积极性,训练学生的实践设计能力、实际操作能力、分析判断能力和团结协作能力,突出专业特色。

2. **精选实验项目,理论联系实际**。紧扣课程标准及最新版规划教材,围绕实验大纲和考试大纲,总结实验教学经验,精选实验项目和实验内容,理论联系实际,具有很强的可操作性。

3. **加强学习指导,优化实验过程**。实验指导包括实验准备(预习指导、实验预试、用品准备等)、实验指导(仪器用品选择、操作指导、记录指导)、实验整理(用品整理、实验小结、完成报告)、实验评价(实验技能测试评价、实验报告评价、实验考核)等,力求实现理实一体化。

4. **设计表格模块,创新编写形式**。在保持实验主体内容的基础上,表格化设计了"实验预习、预试""实验用品准备""实验过程(内容、操作、记录)"等模块,并附有实验报告,强化实验全程的指导和引领,帮助学生理清思路,体现"做中教,做中学"的现代职业教育理念,有"会操作、能思考、善总结"的职业风范,提高学生分析和解决问题的能力。

5. **对接技能大赛,规范操作技能**。结合课程技能操作要求,各实验指导附有综合实训技能测试与评价(或中药传统技能竞赛方案),既可作为学生基本技能训练的操作指南,规范操作,提高能力,增强岗位竞争力,又可作为测试标准,用于评价技能水平。

本实验指导丛书编写过程中参阅并引用了部分教材、有关著作和大量实践资料,从中借鉴了许多有益的内容,在此向原作者及出版社深表敬意和感谢!同时,有关药学部门、药品生产企业及大专院校同人提出了宝贵意见和建议,全体编者以高度负责、严谨认真的态度为编写工作付出了大量心血,药学教学部领导及药学教研室对编写工作的顺利进行给予了大力支持,在此一并表示衷心感谢!在今后的教学使用过程中,欢迎师生提出宝贵意见和建议,以便及时更正并修改完善。

甘肃中医药大学定西校区
药学教研室

前 言

  《中药炮制技术实验指导》是根据中药学、药学类专业人才培养方案、课程标准、实验大纲、实验考试大纲编写而成的。通过实验教学，要求学生继承和发扬传统的炮制技术，掌握中药炮制的基本方法和基本技能，为以后走上工作岗位打下基础。

  本书分为实验部分、附录、实验报告三部分内容。实验部分收录 14 个实验，每个实验基本包括实验目的、实验用品、预习、实验过程（包括实验内容、实验操作与步骤、实验记录）、实验注意事项、思考题等 6 项内容；实验部分收录的内容超过课程标准要求的实验时数，供实验时选择；附录部分收录中药炮制技术实验教学大纲、中药炮制技术实验考试大纲、"2021年全国职业院校技能大赛"高职组中药传统技能——"中药炮制"赛项规程及中药炮制实验室管理规章制度。

  由于编者水平所限，书中可能存在不足或疏漏之处，敬请各院校专家和读者批评指正，以便进一步修订和完善。

编　者

2022 年 3 月

目 录

实验 1　净选加工 ……………………………… 1

实验 2　饮片切制 ……………………………… 4

实验 3　清炒法 ………………………………… 8

实验 4　加固体辅料炒法 ……………………… 13

实验 5　炙法 …………………………………… 18

实验 6　煅法 …………………………………… 25

实验 7　水火共制法 …………………………… 28

实验 8　复制法 ………………………………… 31

实验 9　发酵、发芽法 ………………………… 34

实验 10　制霜法 ……………………………… 37

实验 11　其他制法 …………………………… 40

实验 12　山楂炮制前后有机酸含量的测定 …… 43

实验 13　王不留行炮制前后浸出物的比较 …… 46

实验 14　巴豆制霜前后巴豆油的含量测定 …… 48

附录 ……………………………………………… 50

附录 1　中药炮制技术实验教学大纲 ………… 51

附录 2　中药炮制技术实验考试大纲 ………… 54

附录 3　"2021 年全国职业院校技能大赛"高职组中药传统技能——"中药炮制"赛项规程 …… 56

附录 4　中药炮制实验室管理规章制度 ……… 62

参考文献 ………………………………………… 63

实验报告 ………………………………………… 64

净选加工

实验学时:2 学时

一、实验目的

①熟悉净选加工的目的。

②熟练掌握净选加工的一般方法。

③会用药筛、簸箕、筛药机等工具净制药材。

二、实验用品

工具设备	药材
盆、各种规格的药筛、筛药机、簸箕、竹匾、镊子、小刀、切药刀、棕刷、铁碾船、榔头等	枸杞、王不留行、莱菔子、昆布、莲子、乌梅、枇杷叶、金樱子、麻黄、灯心草、青黛

三、预习

预习

1.净制药材的质量标准

各类净药材所含的杂质限量规定——《中药饮片质量标准通则(试行)》

①根、根茎、藤木、叶、花、皮类:泥沙和非药用部位不得超过2%。

②果实、种子类:泥沙和非药用部位等杂质不得超过3%。

③全草类:不允许有非药用部位,泥沙等杂质不得超过3%。

④动物类:附着物、腐肉和非药用部位等杂质不得超过2%。

⑤矿物类:夹石、非药用部位等杂质不得超过2%。

⑥菌藻类:杂质不得超过2%。

⑦树脂类:杂质不得超过3%。

续表

2. 检查方法
取规定量的供试品,摊开,用肉眼或放大镜(5～10倍)观察,将杂质拣出;如其中有可以筛分的杂质,则通过适当的筛将杂质分出。杂质(%) = 各类杂质质量/供试品饮片质量×100%。

准备
实验用品。

四、实验过程

实验内容	实验操作步骤	实验记录
清除杂质	1. 挑选 取枸杞原药材,置于药匾或拣选工作台上,用手将其所含的果柄、霉败品等挑拣出来。所含杂质不得超过3%。 2. 筛选 取少量王不留行原药材,用传统的小紧眼筛(孔眼内径为2 mm)将王不留行中的灰屑及干瘪种子筛去;取大量王不留行原药材,用筛药机筛去其中的杂质。所含杂质不得超过3%。 3. 风选 取莱菔子原药材,用簸箕经过簸扬,除去莱菔子中的灰屑、干瘪种子等杂质。所含杂质不得超过3%。 4. 水选 取昆布原药材,除去杂质及硬柄,用清水泡至膨胀后,再用大量清水搓洗,并每天定时换水以漂洗干净,漂至口尝无咸味时取出,晾至半干,切成宽丝片,干燥,除去药屑。所含杂质不得超过2%。	
分离或清除非药用部位	1. 去心 取莲子原药材,洗净,润软后,用刀纵向剖开,镊取莲子心。将莲子肉与莲子心分别干燥。所含杂质不得超过3%。 2. 去核 取乌梅原药材,洗净,润软,砸破,剥取果肉去核,果肉干燥。所含杂质不得超过3%。	

实验内容	实验操作步骤	实验记录
分离或清除非药用部位	3. 去毛 　(1)刷去毛:取枇杷叶原药材,洗净,润软,用棕刷刷净绒毛,切成宽丝,干燥,除去药屑。所含杂质不得超过2%。 　(2)挖去毛:取金樱子原药材,除去杂质,洗净润软,用刀纵切成两瓣,挖去内壁附着的淡黄色绒毛及果核,干燥。所含杂质不得超过3%。	
制绒	麻黄绒:取净麻黄,置铁碾船内碾制,当麻黄茎破裂成绒状时取出,筛去药屑。	
拌衣	青黛拌灯心草:取灯心草喷水润湿,加入适量青黛粉,搅拌均匀,晾干。	

五、实验注意事项

①净选加工后的药物应符合药用净度标准。

②净制过程中若需用水,要注意用水量,防止药材中有效成分流失。

六、思考题

①麻黄制绒的目的是什么?

②骨碎补、鹿茸如何去毛?

实验 2
饮片切制

实验学时:4 学时

一、实验目的

①熟悉饮片切制的目的。

②掌握常水软化药材的方法以及饮片机械切制、手工切制的基本方法。

③掌握饮片干燥的方法。

二、实验用品

工具设备	药材
盆、各种规格的药筛、搪瓷方盘、蒸煮容器、切药刀、压板、多功能切药机、竹匾、烘箱等	黄芩、当归、黄芪、甘草、大黄、陈皮、党参、阿胶

三、预习

预习

1. 药材软化程度的检查方法

①弯曲法:适用于长条状药材。药材软化后握于手中,大拇指向外推,其余四指向内缩,以药材略弯曲,不易折断为宜。

②指掐法:适用于团块状药材。以手指甲能掐入软化后药材的表面为宜。

③穿刺法:适用于粗大块状药材。以铁扦能刺穿药材而无硬心感为宜。

④手捏法:适用于不规则的根与根茎类药材。软化后以手捏药材粗的一端,感觉其较柔软为宜。

⑤手握法:适宜于某些体积小的块根、果实等类药材的检查。软化后的药材用手握无吱吱响声或无坚硬感为宜。

⑥试切法:适用于质地坚硬的药材,软化至用刀劈开,内有潮湿的痕迹为宜;蒸煮软化的药材,以切开后内无白心、无干心为宜。 2.常见饮片类型及规格 ①极薄片:厚度为 0.5 mm 以下。 ②薄片:厚度为 1～2 mm。 ③厚片:厚度为 2～4 mm。 ④斜片:厚度为 2～4 mm。 ⑤直片:厚度为 2～4 mm。 ⑥丝:细丝 2～3 mm,宽丝 5～10 mm。 ⑦段:短段长为 5～10 mm,长段为 10～15 mm。 ⑧块:边长为 8～12 mm 的立方块。	
准备 　实验用品。	

四、实验过程

实验内容	实验操作步骤	实验记录
薄片	1.黄芩 　取原药材,除去杂质、茎叶,洗净,大小分档;置于沸水锅中煮 5～10 min,并不断翻动,煮至用手折能略弯曲,立即捞出,润至内外湿度一致时,分别用手工切制和机械切制的方法切成厚 1～2 mm 的薄片;将切好的饮片置于竹匾内,放于阳光下晾晒。不断翻动,至充分干燥。 2.当归 　将原药材去杂质、抢水洗净、大小分档、润至内外湿度一致,用手捏法检查软化程度;分别用手工切制和机械切制的方法切成厚 1～2 mm 的薄片;将切好的饮片置于竹匾内,放于阳光下晾晒。不断翻动,至充分干燥。	
厚片	黄芪 　取原药材,除去杂质、茎叶,洗净,大小分档;置于清水中浸泡,闷润至内外湿度一致,用弯曲法检查软化程度;分别用手工切制和机械切制的方法切成厚 2～4 mm 的厚片;将切好的饮片置于竹匾内,放于阳光下晾晒。不断翻动,至充分干燥。	

续表

实验内容	实验操作步骤	实验记录
斜片	甘草 　　取原药材,除去杂质、茎叶,洗净,大小分档;置于清水中浸泡,闷润至内外湿度一致,用弯曲法检查软化程度;分别用手工切制和机械切制的方法切成厚 2 ~ 4 mm 的斜片;将切好的饮片置于竹匾内,放于阳光下晾晒。不断翻动,至充分干燥。	
直片	大黄 　　取原药材,去净杂质,洗净,大小分档;在清水中浸泡,闷润至内外水分一致时,用穿刺法或切试法检查软化程度,再切成厚 2 ~ 4 mm 的直片;将切好的饮片置于竹匾内,放于阳光下晾晒。不断翻动,至充分干燥。	
丝	陈皮 　　取原药材,用药筛筛去杂质,并挑出其中的劣质品,用水冲洗后放入搪瓷盘中,上盖一湿布,每隔 10 min 喷洒清水,并翻动,直到陈皮软化,用弯曲法检查软化程度;用切药刀将软化好的陈皮切成宽 2 ~ 3 mm 的细丝,并置于烘箱中烘干,烘箱温度设为 50 ℃。	
段	党参 　　取原药材,除去杂质、茎叶,洗净,大小分档;置于清水中浸泡,闷润至内外湿度一致,用弯曲法检查软化程度;分别用手工切制和机械切制的方法切成长 5 ~ 10 mm 的短段;将切好的饮片置于竹匾内,放于阳光下晾晒。不断翻动,至充分干燥。	
块	阿胶 　　取阿胶块,置于烘箱中低温烘软,切成边长为 8 ~ 12 mm 的小丁块。	

五、实验注意事项

①浸泡药材的水分要掌握适当,太过或不及均影响药材质量或增加切制时的困难,应以"少泡多润"为原则,要经常检查其软化程度。

②手工切制时要注意压板向前移动的速度,手不能超过刀床,放刀要平稳,初学者不能太

快,以免发生工伤事故。

③机械切制时药材的软化程度较手工切制要硬,以承受机器的挤压力和刀片高速运转的冲击力。

④机械切制要严格遵守操作规程,正规操作,杜绝事故发生。

⑤自然干燥要防止风沙,注意饮片卫生。人工干燥控制好烘干设备温度。

六、思考题

①药材切制的目的是什么?

②黄芩饮片为什么要蒸煮软化?

实验 **3**
清炒法

实验学时:6 学时

一、实验目的

①熟悉炒黄、炒焦、炒炭的目的和意义。
②熟练掌握炒黄、炒焦、炒炭的基本操作方法及火候。
③熟悉药材炒后药性的变化及"炒炭存性"的含义。
④能通过药材炒制过程中颜色、性状等的变化来判断炒制程度。

二、实验用品

工具设备	药材
煤气灶、铁锅、铁铲、搪瓷盘、筛子、电子秤、笤帚等	炒黄:王不留行、牛蒡子、紫苏子、酸枣仁、牵牛子、莱菔子、冬瓜子、决明子; 炒焦:山楂、槟榔、麦芽、栀子、川楝子; 炒炭:蒲黄、槐米、荆芥、白茅根、地榆、茜草

三、预习

预习	①炒黄、炒焦、炒炭的目的; ②各种实验药材的来源及炮制作用。
准备	实验用品。

四、实验过程

实验内容	实验操作步骤	实验记录
炒黄	1. 炒王不留行 　取净王不留行,称重,置热锅内,用中火加热,不断翻炒至大部分爆成白花,迅速出锅,晾凉,称重。 　成品性状:本品炒后种皮炸裂,80%以上爆成白花,体轻质脆。 2. 炒牛蒡子 　取净牛蒡子,称重,置热锅内,用文火加热,炒至有爆裂声,微鼓起,略有香气时,取出晾凉,称重。用时捣碎。 　成品性状:本品微鼓起,表面深灰褐色,微有光泽;略具香气,久嚼稍麻舌,富油性。 3. 炒紫苏子 　取紫苏子置于热锅内,不断翻动,炒至紫苏子颜色加深,部分表面出现裂隙,并散发出紫苏子的固有香气时,取出晾凉,称重。 　成品性状:本品外表黄褐色,具有香气。 4. 炒酸枣仁 　取净酸枣仁,称重,置热锅内,用文火炒至鼓起微有爆裂声,颜色微变深,并透出香气时,出锅晾凉,称重。用时捣碎。 　成品性状:本品呈紫红色,鼓起,有裂纹,无焦斑,手捻种皮易脱落,具香气。 5. 炒牵牛子 　取净牵牛子,称重,置热锅内,用文火加热,不断翻炒至鼓起,有爆裂声,并透出香气,出锅晾凉,称重。用时捣碎。 　成品性状:本品呈黑褐色或黄棕色,稍鼓起或有裂隙,微具香气。 6. 炒莱菔子 　取净莱菔子,称重,置热锅内,用文火炒至微鼓起,爆裂声减弱,手捻易碎,断面浅黄色,并有香气逸出时,取出晾凉,称重。用时捣碎。	

续表

实验内容	实验操作步骤	实验记录
炒黄	成品性状:本品表面鼓起,色泽加深,质酥脆,气微香,味淡、微苦、辛。 7. 炒冬瓜子 取净冬瓜子,称重,置热锅内,用文火炒至鼓起,表面淡黄色,略带焦斑时,取出晾凉,称重。用时捣碎。 成品性状:本品微鼓起,表面微黄色,略带焦斑,断面淡黄色,微香,质轻。 8. 炒决明子 取净决明子,称重,置热锅内,用中火炒至表面颜色加深,微鼓起,断面浅黄色,有香气逸出时,取出晾凉,称重。用时捣碎。 成品性状:本品表面有裂纹,颜色加深,偶有焦斑,微有香气,质稍脆。	
炒焦	1. 焦山楂 取净山楂,称重,大小分档,置热锅内,用中火加热,不断翻炒至表面焦褐色,内部焦黄色,有焦香气溢出时,取出放凉,筛去碎屑,称重。 成品性状:本品表面呈焦褐色,具焦斑,内部焦黄色,具焦香气,酸味减弱。 2. 焦槟榔 取净槟榔片,称重,大小分档,置热锅内,用中火加热,不断翻炒至表面焦黄色,取出放凉,筛去碎屑,称重。 成品性状:本品大部分为完整片状,表面焦黄色,具焦斑,有香气。 3. 焦麦芽 取净麦芽,称重,置热锅内,用中火加热,不断翻动,炒至有爆裂声、表面焦褐色、鼓起并有焦香气时,喷淋少许清水,炒干取出,放凉,筛去碎屑,称重。 成品性状:本品呈焦褐色,膨胀,少部分爆花。	

实验内容	实验操作步骤	实验记录
炒焦	**4. 焦栀子** 取栀子碎块,称重,置热锅内,用中火炒至焦褐色或焦黑色,果皮内面或种子表面为黄棕色或棕褐色,取出,晾凉,称重。 成品性状:本品呈不规则的碎块,表面焦褐色或焦黑色,内表面棕色,具焦香气,味微酸而苦,果皮薄而脆。 **5. 炒川楝子** 取净川楝子,称重,切片或砸成小块,置热锅内,用中火加热,炒至表面焦黄色或焦褐色,取出晾凉,筛去灰屑,称重。 成品性状:本品呈半球状、厚片或不规则碎块。表面焦黄色或焦褐色,偶见焦斑。具焦香气,味酸、苦,略发泡。	
炒炭	**1. 蒲黄炭** 取净蒲黄,称重,置热锅内,用中火加热,不断翻炒至焦褐色,喷淋少量清水,灭尽火星,略炒干,取出,摊晾,干燥,称重。 成品性状:本品呈深褐色,质地轻松,味涩,存性。 **2. 槐米炭** 取净槐米,称重,置热锅内,用中火加热,不断翻炒至黑褐色,发现火星,可喷淋适量清水熄灭,炒干,取出放凉,称重。 成品性状:本品表面呈焦黑色,保留原药外形,存性。 **3. 荆芥炭** 取净荆芥段,称重,置热锅内,用中火加热,不断翻炒至表面黑褐色、内部焦褐色时,喷淋少许清水,灭尽火星,略炒干,取出,摊晾,筛去碎屑,干燥,称重。 成品性状:本品形如荆芥,表面呈棕褐色至棕黑色,内部棕褐色,香气减弱。 **4. 白茅根炭** 取净白茅根段,称重,置热锅内,用中火炒至表面焦褐色、内部焦黄色时,喷淋少许清水,灭净火星,取出,摊开晾干,筛去碎屑,称重。 成品性状:本品呈圆柱形短段,表面焦褐色,内部焦黄色,味微涩,体轻,质脆。	

续表

实验内容	实验操作步骤	实验记录
炒炭	**5. 地榆炭** 　　取净地榆片,称重,置热锅内,用武火炒至表面焦黑色、内部棕褐色时,喷淋少许清水,灭净火星,取出,摊开晾干,筛去碎屑,称重。 　　成品性状:本品呈不规则圆片或椭圆形斜片,表面焦黑色,内部棕褐色。味微苦涩,质脆。 **6. 茜草炭** 　　取净茜草片或段,称重,置热锅内,用武火炒至表面焦黑色时,喷淋少许清水,灭净火星,取出,摊开晾干,筛去碎屑,称重。 　　成品性状:本品呈不规则厚片或段,表面焦黑色,内部棕褐色,味涩,质轻松。	

五、实验注意事项

①药材炒制之前要净制、大小分档。

②根据三种不同炒法及其要求控制火候、时间,并注意药材的内外观变化。

③炒前一定要预热,炒制过程中要勤翻动,使药材受热均匀,避免产生生熟不均的现象。王不留行翻炒不宜过快,否则影响其爆花率及爆花程度;酸枣仁炒黄时火力不宜过强,炒的时间不宜过久,否则油枯失效;蒲黄如已结块,炒时应搓散团块。

④炒炭药材需喷淋清水,防止药物复燃,避免发生火灾。

⑤炒焦和炒炭后药物要充分冷却和干燥,一般放置三日或更长时间,经检查后方可入库,以防火星复燃发生火灾。

六、思考题

①炒黄、炒焦、炒炭后对药性各有什么影响?

②为什么炒焦和炒炭的药物必须放置一定时间才能入库?

实验 4

加固体辅料炒法

实验学时:6 学时

一、实验目的

①熟悉加固体辅料炒的目的和意义。

②熟练掌握加固体辅料炒的基本操作方法、火候及注意事项。

③能够根据炒制过程中药材性状的变化及辅料性状的变化来判断炒制程度。

二、实验用品

工具设备	药材及辅料
煤气灶、铁锅、铁铲、搪瓷盘、筛子、电子秤、笤帚等	1.药材 麸炒:枳壳、苍术、白术、山药、薏苡仁、僵蚕; 米炒:党参; 土炒:山药、白术; 砂炒:鸡内金、骨碎补、干姜、鳖甲; 蛤粉炒:阿胶; 滑石粉炒:水蛭。 2.辅料 麦麸、灶心土或黄土、河砂、大米或糯米、蛤粉、滑石粉

三、预习

> 预习
>   ①加固体辅料炒法的目的;
>   ②各种实验药材的来源及炮制作用。

续表

准备
  ①实验用品。
  ②蜜炙麸皮:炼蜜置锅内,加开水(约为炼蜜量的 1/4)稀释后,将生麸皮倒入,趁热拌匀,搓散,用文火炒至不粘手,过筛。每 100 kg 生麸皮用炼蜜 60 kg。

四、实验过程

实验内容	实验操作步骤	实验记录
麸炒	**1. 麸炒枳壳** 先将麸皮撒于热锅内,用中火加热,至冒烟时倒入枳壳片,迅速翻动,炒至枳壳表面黄色时取出,筛去麸皮,放凉。 辅料用量:每 100 kg 净枳壳片用麸皮 10 kg。 成品性状:本品表面呈深黄色,内部淡黄色,具香气。 **2. 麸炒苍术** 先将麸皮撒于热锅内,用中火加热,至冒烟时加入苍术片,翻炒至表面深黄色时,取出,筛去麸皮,放凉。 辅料用量:每 100 kg 净苍术片用麸皮 10 kg。 成品性状:本品表面呈深黄色,有香气。 **3. 麸炒白术** 先将蜜炙麸皮撒于热锅内,用中火加热,至冒烟时倒入白术片,翻炒至表面黄棕色、逸出焦香气时,取出,筛去蜜炙麸皮,放凉。 辅料用量:每 100 kg 净白术片用蜜炙麸皮 10 kg。 成品性状:本品表面呈黄棕色或黄褐色,偶见焦斑,有焦香气。 **4. 麸炒山药** 先将麸皮均匀撒于热锅内,用中火加热,至冒烟时倒入净山药片,迅速翻炒至黄色时取出,筛去麸皮,放凉。 辅料用量:每 100 kg 净山药片用麸皮 10 kg。 成品性状:本品呈类圆形厚片,表面黄色,偶有焦斑,略具焦香气。	

续表

实验内容	实验操作步骤	实验记录
麸炒	**5. 麸炒薏苡仁** 先将麸皮均匀撒于热锅内,用中火加热,至冒烟时倒入净薏苡仁,迅速翻炒至黄色、微鼓起时取出,筛去麸皮,放凉。 辅料用量:每100 kg净薏苡仁用麸皮10 kg。 成品性状:本品微鼓起,表面微黄色,有香气。 **6. 炒僵蚕** 先将麸皮均匀撒于热锅内,用中火加热,至冒烟时倒入净僵蚕,迅速翻炒至僵蚕表面黄色时取出,筛去麸皮,放凉。 辅料用量:每100 kg净僵蚕用麸皮10 kg。 成品性状:本品表面黄色,偶有焦斑,腥气减弱,有焦香气。	
米炒	**米炒党参** 将大米置热锅内,用中火加热,至大米冒烟时投入党参片拌炒,至大米呈焦褐色、党参呈黄色时取出,筛去米,放凉。 辅料用量:每100 kg净党参片用米20 kg。 成品性状:本品表面呈老黄色,微有褐色斑点,具香气。	
土炒	**1. 土炒山药** 将土粉置热锅内,用中火加热,至土粉轻松灵活状态时投入山药片,不断翻炒至山药挂土色、表面显土黄色并散发出土香气味时立即出锅,筛去土粉,放凉(注意山药片表面均匀挂土)。 辅料用量:每100 kg净山药片,用土粉30 kg。 成品性状:土炒山药,表面土黄色,挂有均匀的土粉,具土香气。 **2. 土炒白术** 将土粉置热锅内,用中火加热,至土粉呈轻松灵活状态时倒入白术片,不断翻炒至外表挂有土色并透出山药固有香气时取出,筛去土粉,放凉。 辅料用量:每100 kg净白术片,用土粉25 kg。 成品性状:本品表面呈土黄色,挂有均匀的土粉,断面色泽加深,具土香气。	

续表

实验内容	实验操作步骤	实验记录
砂炒	**1.炒鸡内金** 将净砂置热锅内,用中火加热,至滑利容易翻动时(灵活状态)倒入大小一致的鸡内金,不断翻炒,炒至鼓起、卷曲、表面金黄色时立即取出,筛去砂子,放凉。 成品性状:本品膨胀鼓起,表面金黄色,质脆,具焦香气。 **2.烫骨碎补** 将净砂置热锅内,武火加热至滑利状态,投入净骨碎补,不断翻炒,炒至鼓起取出,筛去砂,放凉,撞去毛。 成品性状:体膨大鼓起;表面棕褐色或焦棕色,折断面淡棕褐色或淡棕色;气微,味微涩;质轻,酥松。 **3.炮姜** 将净砂置热锅内,武火加热至滑利状态,投入干姜片或块,不断翻动,炒至鼓起、表面呈棕褐色时取出,筛去砂,晾凉。 成品性状:本品表面鼓起,棕褐色,内部深黄色,质地疏松,气香,味辛辣。 **4.醋鳖甲** 将净砂置热锅内,武火加热至滑利状态,投入大小一致的净鳖甲,翻埋烫炒至质酥、表面呈淡黄色时取出,筛去砂,趁热投入醋液中稍浸,捞出,干燥。用时捣碎。 成品性状:本品呈不规则的碎块,深黄色,质酥脆,略具醋气。	
蛤粉炒	**阿胶珠** 先将胶块烘软,切成 10 mm 小胶丁备用。 取蛤粉置热锅内,用中火加热至灵活状态,投入阿胶丁,不断翻埋,烫至阿胶丁鼓起呈圆球形、内无"溏心"时取出,筛去蛤粉,放凉。 辅料用量:每 100 kg 净阿胶丁用蛤粉 30~50 kg。 成品性状:本品呈类圆球形,质松泡,外表面灰白色或灰褐色,内部呈蜂窝状,气微香,味微甘。	

实验内容	实验操作步骤	实验记录
滑石粉炒	**烫水蛭** 取滑石粉适量,置炒制容器内,用中火加热,炒至灵活状态时投入净水蛭,翻炒至微鼓起、呈棕黄色至黑褐色时取出,筛去滑石粉,晾凉。 辅料用量:每100 kg净水蛭用滑石粉40 kg。 成品性状:本品呈不规则扁块状或扁圆柱形,略鼓起,酥脆;表面棕黄色至黑褐色;附有少量白色滑石粉;气微腥。	

五、实验注意事项

①需加辅料炒制的药材应为干燥品,且大小分档并经过净选加工处理,严格掌握辅料用量。

②麸炒药物火力可稍大,撒入麸皮应立即冒烟,随即投入药物,借麸皮之烟熏使药物变色,但火力过大则麸皮迅速焦黑,不产生浓烟而达不到麸炒的目的。

③米炒火力不宜过大,温度过高会使药材烫焦,影响质量。

④土炒必须先将土粉加热呈灵活状态时加入药物,如果温度过低,药物挂不上土,颜色也不易改变;温度过高,药物焦化。

⑤土、砂、蛤粉、滑石粉炒时,投药前辅料都应先加热至灵活状态,特别是第一次用于炒药时尤应如此。

⑥中间传热用辅料可重复使用(指一种药物)。炒过剧毒药物的辅料,不能再用于炒制其他药物,也不可乱倒。

六、思考题

①加入辅料的目的是什么?

②土炒为什么要将土粉加热至灵活状态时加药物?其意义是什么?

实验 **5**
炙 法

实验学时:12 学时

一、实验目的

①熟悉炙法的目的和意义。
②熟练掌握炙法的基本操作方法、火候及注意事项。
③能够根据炮制过程中药材性状的变化来判断炮制程度。

二、实验用品

工具设备	药材及辅料
煤气灶、铁锅、铁铲、搪瓷盘、瓷盆、量筒、喷壶、烧杯、纱布、筛子、电子秤、笤帚等	1.药材 酒炙:大黄、当归、白芍、牛膝、丹参; 醋炙:青皮、柴胡、三棱、香附、乳香; 蜜炙:甘草、黄芪、麻黄、前胡、百合; 盐炙:黄柏、杜仲、车前子、泽泻、小茴香、橘核、知母; 姜炙:厚朴、竹茹; 油炙:淫羊藿。 2.辅料 黄酒、米醋、蜂蜜、食盐、生姜、羊脂油

三、预习

预习
①炙法的目的; ②各种实验药材的来源及炮制作用。

准备
①实验用品。 ②制备姜汁： a.捣汁。将生姜洗净,置容器内捣烂,加适量水,压榨取汁,残渣再加水共捣,再压榨取汁一次,合并姜汁,备用。姜汁与生姜的比例为1:1。 b.煮汁。取净干姜片,置锅内,加适量水煮,过滤,残渣再加水煮,又过滤,合并两次滤液,适当浓缩,取出备用。 ③制备炼蜜:取清洁纯净的优质蜂蜜放入锅内,文火加热,至徐徐沸腾后保持微沸,并用勺子不断上下搅动,以防蜂蜜沸溢,同时除去浮沫及杂质。然后用箩筛或纱布滤去死蜂、杂质,再倾入锅内,加热至116~118 ℃,当蜂蜜颜色转为老黄、泡沫由大泡局部转为鱼眼泡、用手捻之有黏性、两指间尚无长白丝出现时,迅速出锅,炼蜜的含水量控制在10% ~13%为宜。

四、实验过程

实验内容	实验操作步骤	实验记录
酒炙	1. 酒大黄 取净大黄片或块,加入定量黄酒拌匀,稍闷润,待酒被吸尽后,置炒制容器内,用文火加热,炒至色泽加深时取出晾凉,筛去碎屑。 辅料用量:每100 kg 净大黄用黄酒10 kg。 成品性状:本品深棕色或棕褐色,折断面浅棕色,无焦斑,略有酒香气。 2. 酒当归 取净当归片,加入定量黄酒拌匀,稍闷润,待酒被吸尽后置炒制容器内,用文火加热,炒至深黄色时,取出晾凉,筛去碎屑。 辅料用量:每100 kg 净当归片用黄酒10 kg。 成品性状:本品呈老黄色,略有焦斑,微有酒气。 3. 酒白芍 取净白芍片,加入定量黄酒拌匀,稍闷润,待酒被吸尽后置炒制容器内,用文火加热,炒至微黄色时,取出晾凉,筛去碎屑。 辅料用量:每100 kg 净白芍片用黄酒10 kg。 成品性状:本品表面微黄色或淡棕黄色,有的可见焦斑,微有酒香气。	

续表

实验内容	实验操作步骤	实验记录
酒炙	**4. 酒牛膝** 　　取净牛膝段,加入定量黄酒拌匀,稍闷润,待酒被吸尽后,置炒制容器内,用文火加热,炒干,取出晾凉,筛去碎屑。 　　辅料用量:每 100 kg 净牛膝段用黄酒 10 kg。 　　成品性状:本品表面色略深,偶见焦斑,微有酒香气。 **5. 酒丹参** 　　取净丹参片,加入定量黄酒拌匀,稍闷润,待酒被吸尽后置炒制容器内,用文火加热,炒干,取出晾凉,筛去碎屑。 　　辅料用量:每 100 kg 净丹参片用黄酒 10 kg。 　　成品性状:本品表面黄褐色,略具酒香气。	
醋炙	**1. 醋青皮** 　　取净青皮丝或片,加入定量醋拌匀,闷润至醋被吸尽后置炒制容器内,用文火加热,炒干,取出晾凉,筛去碎屑。 　　辅料用量:每 100 kg 净青皮丝或片用米醋 20 kg。 　　成品性状:本品醋炙后色泽加深,微有醋气。 **2. 醋柴胡** 　　取净柴胡片,加入定量醋拌匀,闷润至醋被吸尽后置炒制容器内,用文火加热,炒干,取出晾凉,筛去碎屑。 　　辅料用量:每 100 kg 净柴胡片用米醋 20 kg。 　　成品性状:本品醋炙后色泽加深,具醋气。 **3. 醋三棱** 　　取净三棱片,加入定量醋拌匀,闷润至醋被吸尽后置炒制容器内,用文火加热,炒干,取出晾凉,筛去碎屑。 　　辅料用量:每 100 kg 净三棱片用米醋 15 kg。 　　成品性状:本品切面黄色至黄棕色,偶见焦黄斑,微有醋香气。 **4. 醋香附** 　　取净香附颗粒或片,加入定量醋拌匀,闷润至醋被吸尽后置炒制容器内,用文火加热,炒干,取出晾凉,筛去碎屑。 　　辅料用量:每 100 kg 净香附用米醋 20 kg。 　　成品性状:本品表面黑褐色,微有醋香气。	

实验内容	实验操作步骤	实验记录
醋炙	**5. 醋乳香** 取净乳香,置炒制容器内,用文火加热,炒至冒烟,表面微熔,喷淋定量的醋,边喷边炒至表面呈油亮光泽时取出,摊开晾凉。 辅料用量:每 100 kg 净乳香用米醋 5 kg。 成品性状:本品表面深黄色,显油亮光泽,略有醋气。	
蜜炙	**1. 炙甘草** 取定量炼蜜,加适量开水稀释,淋入净甘草片中拌匀,闷润至蜜汁被吸尽,置炒制器具内,文火加热炒至黄色至深黄色、不粘手时取出晾凉,筛去碎屑。 辅料用量:每 100 kg 净甘草片用炼蜜 25 kg。 成品性状:本品外表皮红棕色或灰棕色,微有光泽,切面黄色至深黄色,具焦香气。 **2. 炙黄芪** 取定量炼蜜,加适量开水稀释,淋入净黄芪片中拌匀,闷润至蜜汁被吸尽,置炒制器具内,文火加热炒至老黄色、不粘手时取出晾凉,筛去碎屑。 辅料用量:每 100 kg 净黄芪片用炼蜜 25 kg。 成品性状:本品外表皮淡棕黄色或淡棕褐色,切面皮部黄白色,木部淡黄色略有光泽,有蜜香气,略带黏性。 **3. 蜜麻黄** 取定量炼蜜,加适量开水稀释,淋入麻黄段中拌匀,闷润至蜜汁被吸尽,置炒制器具内,文火加热炒至不粘手时取出晾凉,筛去碎屑,及时收贮。 辅料用量:每 100 kg 净麻黄段用炼蜜 20 kg。 成品性状:本品表面深黄色,微有光泽,有蜜香气,味甜,质黏。 **4. 蜜前胡** 取定量炼蜜,加适量开水稀释,淋入净前胡片中拌匀,闷润至蜜汁被吸尽,置炒制器具内,文火加热炒至不粘手时取出晾凉,筛去碎屑。 辅料用量:每 100 kg 净前胡片用炼蜜 25 kg。 成品性状:本品表面黄褐色,略有光泽,滋润,味微甜。	

续表

实验内容	实验操作步骤	实验记录
蜜炙	**5.蜜百合** 取净百合片置炒制器具内,文火加热炒至颜色加深时,加入适量开水稀释过的炼蜜,迅速翻炒,文火继续加热,炒至表面微黄色不粘手时取出,晾凉,筛去碎屑。 辅料用量:每100 kg净百合片用炼蜜5 kg。 成品性状:本品表面黄色,有焦斑,略带黏性,味甜。	
盐炙	**1.盐黄柏** 取净黄柏丝,用盐水拌匀,闷润至盐水被吸尽后,置炒制容器内,用文火加热,炒干,取出晾凉,筛去碎屑。 辅料用量:每100 kg净黄柏丝用食盐2 kg。 成品性状:本品表面深黄色,偶有焦斑,味苦微咸。 **2.盐杜仲** 取净杜仲丝或块,用盐水拌匀,闷润至盐水被吸尽后,置炒制容器内,用中火加热,炒至断丝、表面焦黑色时,取出晾凉,筛去碎屑。 辅料用量:每100 kg净杜仲丝或块用食盐2 kg。 成品性状:本品呈黑褐色,内表面褐色,银白色橡胶丝减少,弹性减弱,折断后丝易断,并略具咸味。 **3.盐车前子** 取净车前子,置炒制容器内,用文火加热,炒至略有爆裂声时,均匀喷淋盐水,炒干,取出晾凉,筛去碎屑。 辅料用量:每100 kg净车前子用食盐2 kg。 成品性状:本品表面黑褐色,气微香,味微咸。 **4.盐泽泻** 取净泽泻片,用盐水拌匀,闷润至盐水被吸尽后,置炒制容器内,用文火加热,炒至微黄色时,取出晾凉,筛去碎屑。 辅料用量:每100 kg净泽泻片用食盐2 kg。 成品性状:本品表面深黄色,偶有焦斑,味苦微咸。	

实验内容	实验操作步骤	实验记录
盐炙	**5. 盐小茴香** 取净小茴香,用盐水拌匀,略闷,待盐水被吸尽后,置炒制容器内,用文火加热,炒至微黄色、有香气逸出时取出晾凉,筛去碎屑。 辅料用量:每 100 kg 净小茴香用食盐 2 kg。 成品性状:本品表面颜色加深,偶有焦斑,香气浓,略具咸味。 **6. 盐橘核** 取净橘核,用盐水拌匀,闷润,待盐水被吸尽后,置炒制容器内,用文火加热,炒至微黄色、有香气逸出时取出晾凉,筛去碎屑。 辅料用量:每 100 kg 净橘核用食盐 2 kg。 成品性状:本品表面颜色微黄,多有裂纹,略有咸味。 **7. 盐知母** 取净知母片,置炒制容器内,用文火加热,炒至变色,边炒边喷淋盐水,炒至近干,取出晾凉,筛去碎屑。 辅料用量:每 100 kg 净知母片用食盐 2 kg。 成品性状:本品表面黑褐色,气微香,味微咸。	
姜炙	**1. 姜厚朴** 取净厚朴丝,加适量姜汁拌匀,闷润至姜汁被吸尽,置炒制容器内,用文火加热,炒干,取出晾凉,筛去碎屑。 辅料用量:每 100 kg 净厚朴用生姜 10 kg。 成品性状:本品表面灰褐色,偶见焦斑,具姜的辛辣气味。 **2. 姜竹茹** 取竹茹段或团,加姜汁拌匀,稍润,待姜汁被吸尽后压平,置炒制容器内,文火加热,如烙饼法将两面烙至微黄色、有焦斑时,取出晾凉,筛去碎屑。 辅料用量:每 100 kg 净竹茹用生姜 10 kg。 成品性状:本品表面黄色,微有姜香气。	

续表

实验内容	实验操作步骤	实验记录
油炙	**炙淫羊藿** 取一定量炼制好的羊脂油至热锅内熔化,加入净淫羊藿丝,用文火炒至羊脂油被吸尽、药材表面微黄色、微显光泽时取出晾凉,筛去碎屑。 **辅料用量**:每 100 kg 净淫羊藿丝用羊脂油 20 kg。 **成品性状**:本品表面微黄色,润泽光亮,质脆,微有羊脂油气。	

五、实验注意事项

①各种炙法中采用先拌辅料后炒药方法炒制的药材,一定要闷润至辅料完全被吸尽或渗透到药物组织内部后,才可进行炒制。酒炙药物闷润时,容器要加盖密闭,以防酒精迅速挥发。后加辅料炙的药物,辅料要均匀喷洒在药物上,不要沿锅壁加入,以免辅料迅速蒸发。

②若液体辅料用量较少,不易与药物拌匀时,可先加适量水稀释,再与药物拌润。炼蜜过于浓稠时,可加适量开水稀释,开水的量为蜜量的 1/3 ~ 1/2,以蜜汁能与药物拌匀又无剩余为宜。加水溶化食盐时,水的用量应视药物的吸水情况而定,一般以食盐的 4 ~ 5 倍量为宜。

③在炙炒时,火力不可过大,翻炒宜勤,一般炒至近干、颜色加深时,即可出锅摊晾。

六、思考题

①实验中各药的炮制作用是什么?
②蜜炙、姜炙所用的辅料如何制备?

实验学时:6 学时

一、实验目的

①熟悉煅法的目的和意义。
②熟练掌握煅法的基本操作方法、火候及注意事项。
③能够根据炮制过程中药材性状的变化来判断炮制程度。

二、实验用品

工具设备	药材
煤气灶、铁锅、铁铲、搪瓷盘、砂锅(或坩埚)、马弗炉、刷子、电子秤等	明煅:白矾、石决明、石膏; 煅淬:炉甘石; 暗煅:灯心草

三、预习

预习 ①明煅、煅淬、暗煅的目的; ②各种实验药材的来源及炮制作用。
准备 ①将白矾除去杂质,破碎成小块; ②取黏土加适量盐水搅拌成泥。

四、实验过程

实验内容	实验操作步骤	实验记录
明煅	1. 枯矾 　　取净白矾,敲成小块,置煅锅内,用武火加热至熔化,继续煅至水分完全蒸发、膨胀松泡、呈白色蜂窝状或海绵状固体时停火,放凉后取出,研成细粉。 　　成品性状:本品不透明、白色,呈蜂窝状或海绵状固体块状物或细粉,体轻质松,手捻易碎。 2. 煅石决明 　　取净石决明,置于无烟炉火上或耐火容器内,用武火煅至灰白色或青灰色、质地酥碎时取出放凉,碾碎。 　　成品性状:本品呈不规则的碎块(断面呈层状)或粗粉,灰白色无光泽,质酥脆。 3. 煅石膏 　　取净石膏块,置无烟炉火或耐火容器内,用武火加热,煅至酥松时取出,放凉后碾碎。 　　成品性状:本品呈白色的粉末或酥松块状物,纹理破坏,不透明,体轻质松,易碎,捏之成粉。	
煅淬	煅炉甘石 　　取净炉甘石,置适宜容器内,用武火加热,煅至红透时取出,立即倒入水中浸淬,搅拌,倾取上层混悬液,残渣继续煅淬 3~4 次,至不能混悬为度,合并混悬液,静置,待澄清后倾去上层清水,沉淀干燥。 　　成品性状:本品为白色或灰白色粉末。	
暗煅	灯心炭 　　取净灯心草置锅内,上扣一个口径较小的锅,两锅接合处用湿纸条封严,再用盐泥封固,上压重物,并贴一白纸条或放大米数粒,用文武火加热,煅至白纸条或大米呈深黄色时停火,待锅凉后取出。 　　成品性状:本品表面黑色,体轻,质松脆,易碎。	

五、实验注意事项

①煅明矾,厚度适中,太厚不宜煅透;中途不得停火,切忌搅拌;不能用铁锅。

②煅至所需程度后,等药物冷却后出锅。

③暗煅法煅制药物,待盐泥半干时再煅烧;煅制时随时用湿泥堵封,以防空气进入,使药物灰化;药材煅透后关火,放冷后再取出煅好的药物,以免药材遇空气后燃烧灰化。

六、思考题

①实验中各药炮制的目的是什么?

②实验中的三种煅法分别适合于哪类药材?

实验 **7**

水火共制法

实验学时:6 学时

一、实验目的

①熟悉蒸、煮、燀法的目的和意义。

②熟练掌握蒸、煮、燀法的基本操作方法、火候及注意事项。

③能够根据炮制过程中药材性状的变化来判断炮制程度。

二、实验用品

工具设备	药材及辅料
煤气灶、蒸煮锅、铁锅、铁铲、搪瓷盘、瓷盆、电子秤等	1. 药材 蒸法:大黄、何首乌、地黄; 煮法:黄芩; 燀法:苦杏仁、白扁豆。 2. 辅料 黄酒、黑豆

三、预习

预习
①蒸、煮、燀法的目的; ②各种实验药材的来源及炮制作用。
准备 ①实验用品。 ②制备黑豆汁:取黑豆,加水适量,煮约 4 h,熬汁约为黑豆投料量的 1.5 倍,豆渣再加水煮约 3 h,熬汁约为黑豆投料量的 1 倍,合并两次黑豆汁约为黑豆投料量的 2.5 倍。

四、实验过程

实验内容	实验操作步骤	实验记录
蒸法	**1. 熟大黄** 取大黄块,用黄酒拌匀,闷润,置于适宜的蒸制容器或炖药罐内,密闭。先用武火加热至圆气后用文火,蒸或炖至酒被药物吸尽,大黄内外均呈黑褐色时取出放凉,干燥。 辅料用量:每 100 kg 净大黄块用黄酒 30 kg。 成品性状:本品内外均呈黑褐色,质坚实,有特异芳香气。 **2. 制何首乌** 取生首乌或块,用黑豆汁拌匀,闷润,置非铁质蒸制容器内,密闭,蒸或炖至汁液被吸尽、药物呈棕褐色、味甜时取出放凉,干燥。 辅料用量:每 100 kg 净何首乌用黑豆 10 kg。 成品性状:本品表面呈棕黑色,质坚硬,断面角质样,棕褐色或黑色,味微甘。 **3. 熟地黄** 取洗净的生地黄,与黄酒拌匀,置蒸制容器内,密闭,隔水蒸至酒被吸尽,显乌黑色光泽,味转甜,取出,晒至外皮黏液稍干,切厚片,干燥,筛去碎屑。 辅料用量:每 100 kg 净生地黄用黄酒 30～50 kg。 成品性状:本品表面乌黑发亮,质滋润而柔软,易粘连,味甜。	
煮法	**黄芩片** 取原药材,除去杂质,洗净泥屑,大小分档。将净黄芩置沸水中煮 10 min,取出闷润至内外湿度一致时切薄片,干燥,筛去碎屑。 成品性状:本品外表皮黄棕色至棕褐色,切面深黄色,边缘粗糙,中间显浅黄色筋脉,呈车轮纹,中心部分多呈枯朽状的棕色圆心,周边棕黄色或深黄色,质硬面脆,气微,味苦。	

续表

实验内容	实验操作步骤	实验记录
焯法	1. 焯苦杏仁 取净苦杏仁置 10 倍量沸水中略煮,加热约 5 min,至种皮微膨起即捞起,用凉水浸泡,取出,搓开种皮与种仁,干燥,筛去种皮。 成品性状:本品外表净白,无黑子或带皮者。 2. 白扁豆 取净扁豆置沸水锅中稍煮至皮软易脱时,取出搓开种仁与皮,干燥,簸取种仁与种皮,分别入药。 成品性状:种仁黄白色,嚼之有豆腥气;衣呈不规则的卷缩状,乳白色,质脆易碎。	

五、实验注意事项

①蒸制时间必须从水沸腾算起。蒸制过程中随时添加沸水,蒸好后要再闷一定时间。
②煮药加水量以淹没药物为宜。煮制时开始用武火,沸腾后改用文火。
③焯制时一定要水沸后投药,并应控制适宜的水量和时间。

六、思考题

①实验中各药炮制的目的是什么?
②实验中三种炮制方法分别适合于哪类药材?

实验 **8**
复制法

实验学时:6 学时

一、实验目的

①熟悉复制法的炮制目的。
②掌握半夏的炮制方法及复制法的注意事项。
③能对炮制品的质量进行评价,学会药物复制后口尝"微有麻舌感"的检查方法。

二、实验用品

工具设备	药材及辅料
瓷盘、瓷盆、筛子、刀、量筒、铁锅、电磁炉、电子秤等	1.药物 半夏。 2.辅料 白矾、生姜、甘草、生石灰

三、预习

预习 　①复制法的目的; 　②半夏的炮制作用。
准备 　实验用品。

四、实验过程

实验内容	实验操作步骤	实验记录
清半夏	**清半夏** 　　取净半夏,大小分档,用8%白矾溶液浸泡至内无干心,口尝微有麻舌感,取出,洗净,切厚片,干燥。 　　**辅料用量:**每100 kg净半夏用白矾20 kg。 　　**成品性状:**本品呈淡灰色至灰白色片状,质脆,易折断,断面略呈角质样,气微,味微涩,微有麻舌感。	
姜半夏	**姜半夏** 　　取净半夏,大小分档,用清水浸泡至内无干心,另取生姜切片煎汤,加白矾与半夏共煮至透心,取出,晾至半干,切薄片,干燥。 　　**辅料用量:**每100 kg净半夏用生姜25 kg、白矾12.5 kg。 　　**成品性状:**本品呈不规则薄片,片面淡黄棕色,质硬脆,常具角质样光泽,气微香,味淡,微有麻舌感,嚼之略粘牙。	
法半夏	**法半夏** 　　取净半夏,大小分档,用清水浸泡至内无干心,取出;另取甘草适量,加水煎煮2次,合并煎液,倒入用适量石灰配制的石灰液中,搅匀,加入上述已浸透的半夏,浸泡,每日搅拌1~2次,并保持浸液pH值12以上,至切面黄色均匀,口尝微有麻舌感时,取出,洗净,阴干或烘干。 　　**辅料用量:**每100 kg净半夏用甘草15 kg、生石灰10 kg。 　　**成品性状:**本品呈类球形或破碎成不规则颗粒状,表面淡黄白色、黄色或棕黄色,断面黄色或淡黄色,质较松脆或硬脆,气微,味淡略甘,微有麻舌感。	
不同炮制品"麻舌感"的检查及比较	1. 口尝法比较生半夏与清半夏的"麻舌感" 　　取清半夏剖开,从中心部位挖出少许(绿豆粒大),放于舌前1/3处,咀嚼1 min,记录何时出现麻舌感,何时消失。再以同样方法比较生半夏的麻舌感。	

实验内容	实验操作步骤	实验记录
不同炮制品"麻舌感"的检查及比较	**2. 半夏不同炮制品麻舌感的口尝法检查** 　　分别取清半夏、姜半夏、法半夏剖开,从中心部位取 100～150 mg(绿豆粒大),放于舌前 1/3 处,在口内咀嚼 1 min,若 2～3 min 出现麻舌感,持续 20～30 min 逐渐消失,即为程度适中(微有麻舌感)。	

五、实验注意事项

①药物复制前要大小分档。

②浸漂时,每天应定时反复换水,并要勤检查,以防霉烂。

③如要加热处理,火力要均匀,水量要多,以免糊汤。

六、思考题

①半夏不同炮制品的作用有何特点?

②炮制半夏时所用的辅料各自发挥什么作用?

实验 **9**

发酵、发芽法

实验学时：4 学时

一、实验目的

①熟悉发酵法和发芽法的目的和意义。
②掌握六神曲、麦芽的炮制方法及操作注意事项。
③能对炮制品的质量进行评价。

二、实验用品

工具设备	药材及辅料
1.发酵法 铁碾船、铁锅、电磁炉、筛子、竹匾、瓷盆、瓷盘、刀、模具、木箱等。 2.发芽法 筛子、竹匾、竹盆、毛巾	1.发酵法 面粉、苦杏仁、赤小豆、鲜青蒿、鲜辣蓼、鲜苍耳草。 2.发芽法 大麦

三、预习

预习 　①发酵法、发芽法的目的； 　②各种实验药材的来源及炮制作用。
准备 　实验用品。

四、实验过程

实验内容	实验操作步骤	实验记录
六神曲	1. 药料处理 取苦杏仁、赤小豆碾成粉末或将苦杏仁碾成泥状、赤小豆煮烂,与面粉混匀,再将鲜青蒿、鲜辣蓼、鲜苍耳草用适量水煎汤(占原料量的 25% ~ 30%)。 2. 拌料 将汤液陆续加入上述混合粉末中,揉搓成"捏之成团,掷之即散"的粗颗粒状软材。 3. 成型 置模具中压制成扁平方块(33 cm×20 cm×6.6 cm)。 4. 发酵 用粗纸或鲜苘麻叶将料块包严,放入木箱内,按"品"字形堆放,上面覆盖鲜青蒿或厚棉被保温。一般室温在 30~37 ℃,经过 4~6 天即能发酵,待药面生出黄白色霉衣时取出。 5. 切制 除去纸或苘麻叶,切成 2.5 cm 见方的小块。 6. 干燥 晾干或烘干。 辅料用量:每 100 kg 面粉用苦杏仁、赤小豆各 4 kg,鲜青蒿、鲜辣蓼、鲜苍耳草各 7 kg。 成品性状:本品呈立方形小块,表面灰黄色,粗糙,质脆易断,微有香气。	
麦芽	1. 选种 取新鲜、成熟、饱满的净大麦。 2. 浸泡 用清水将净大麦浸泡至 6~7 成透,捞出。	

续表

实验内容	实验操作步骤	实验记录
麦芽	3. 发芽 将浸泡好的大麦置于能排水容器(竹盆)内,用湿毛巾盖好,每日淋水 2~3 次,保持湿润,待幼芽长至 0.5 cm 时取出。 4. 干燥 晒干或低温干燥。 成品性状:本品呈黄白色,有芽和须根,内含粉质,芽长 0.5 cm 左右,发芽率应在 85% 以上。	

五、实验注意事项

①发酵前需对原料进行杀菌、杀虫处理,以免杂菌感染,影响发酵质量。
②发酵过程须一次完成,不得中断或中途停顿。
③发酵、发芽过程均要保证一定的温度和湿度。
④要勤检查,防止发酵过度或芽长得过长,炮制完成后及时干燥。

六、思考题

①六神曲的炮制品有哪些,分别具有什么作用?
②麦芽的炮制品有哪些,分别该如何炮制,有何作用?

实验 **10**
制霜法

実验学时:4 学时

一、实验目的

①熟悉去油制霜法、渗析制霜法的目的和意义。
②熟练掌握去油制霜法、渗析制霜法的基本操作方法及注意事项。
③能对炮制品的质量进行评价。

二、实验用品

工具设备	药材及辅料
1. 去油制霜 煤气灶、乳钵、铜筛、吸油纸、压榨器、蒸锅、瓷盘、天平等。 2. 渗析制霜 小刀、竹签、瓦罐、毛刷、网兜	巴豆、柏子仁、西瓜、芒硝

三、预习

预习 　①去油制霜法的目的; 　②各种实验药材的来源及炮制作用。
准备 　实验用品。

四、实验过程

实验内容	实验操作步骤	实验记录
去油制霜	1. 巴豆霜 （1）压榨去油法：取净巴豆仁，碾成泥状，用2～3层吸油纸包严，蒸热，压榨去油，如此反复操作，至药物不再黏结成饼为度，再碾细。 （2）淀粉稀释法：取净巴豆仁碾细，测定巴豆中脂肪油的含量（参考实验14）。根据巴豆油含量添加适量淀粉稀释混匀，使脂肪油含量达到18%～20%。 **成品性状**：本品呈均匀、疏松的淡黄色粉末，气微，味辛辣，微显油性。 2. 柏子仁霜 取净柏子仁，碾成泥状，用2～3层吸油纸包严，蒸热，压榨去油，如此反复操作，至药物不再黏结成饼为度，再碾细。 **成品性状**：本品呈均匀、松散的淡黄色粉末，气微香，微显油性。	
渗析制霜	西瓜霜 （1）西瓜析霜：取新鲜西瓜，沿蒂头切一厚片作顶盖，挖出部分瓜瓤，将芒硝填入瓜内，盖上顶盖，用竹签扦牢，用碗或碟托住，盖好，悬挂于阴凉通风处，待西瓜表面析出白霜时，随时刮下，直至无白霜析出，晾干。 （2）瓦罐析霜：取新鲜西瓜切碎，放入不带釉的瓦罐内，一层西瓜一层芒硝，将口封严，悬挂于阴凉通风处，数日后即自瓦罐外面析出白色结晶物，随析随收集，至无结晶析出为止。 **辅料用量**：每100 kg西瓜用芒硝15 kg。 **成品性状**：本品为白色结晶粉末，味咸，有清凉感。	

五、实验注意事项

①压榨去油之前，先除去药物中所含的杂质及发霉、虫蛀、泛油的果实或种子，再将药物碾成泥状，进行加热处理，以便油质易于渗出。

②勤换吸油纸，以尽快吸去油质，缩短炮制时间。

③制备巴豆制霜要注意劳动保护，应戴口罩、手套，用过的器具应及时洗刷干净，布或纸要

及时烧毁,以免误用。

④制备西瓜霜应在秋季凉爽有风时进行,霜应随析出随扫下。

六、思考题

①巴豆制霜后其毒性降低的原因是什么?

②柏子仁制霜的目的是什么,临床上柏子仁霜适用于哪些患者?

实验 **11**
其他制法

实验学时:4 学时

一、实验目的

①熟悉煅法、提净法、水飞法、干馏法的目的和意义。
②熟练掌握煅法、提净法、水飞法、干馏法的基本操作方法及注意事项。
③能对炮制品的质量进行评价。

二、实验用品

工具设备	药材及辅料
1.煅法 电子秤、煤气灶、锅、锅铲、瓷盘等。 2.提净法 电子秤、电炉、漏斗、抽滤瓶、蒸发皿、烧杯、石棉网、小刀、锅、滤纸等。 3.水飞法 电子秤、乳钵、磁铁、烧杯、量筒等。 4.干馏法 煤气灶、锅等	1.药物 肉豆蔻、朴硝、朱砂、生鸡蛋。 2.辅料 滑石粉、面粉、萝卜

三、预习

预习
①煅法、提净法、水飞法、干馏法的目的; ②各种实验药材的来源及炮制作用。
准备
实验用品。

四、实验过程

实验内容	实验操作步骤	实验记录
煨法	煨肉豆蔻 　　取面粉加水适量混合均匀成适宜的团块,再压成薄片,将肉豆蔻逐个包裹。或将肉豆蔻表面用水湿润,如水泛丸法包裹面粉,再湿润包裹至 3～4 层,晾至半干。投入已炒热的滑石粉锅内,适当翻动,至面皮呈焦黄色时取出。筛去滑石粉,剥去面皮。 　　辅料用量:每 100 kg 肉豆蔻,用面粉 50 kg。 　　成品性状:本品表面呈棕色,断面大理石样花纹不明显,质轻油润,香气较生品更浓,味辛辣。	
提净法	芒硝 　　取定量鲜萝卜,洗净切成片,置锅中,加适量水,加热煮透,捞出萝卜,再投入朴硝共煮,至全部溶化,取出,趁热过滤,滤液置烧杯中,置阴凉处(5～15 ℃)静置,至大部分结晶析出,将结晶取出,放避风处适当干燥即得,未结晶的溶液及杯底的沉淀物可再重复煮提,至无结晶为止,成品芒销用瓶装密闭。 　　辅料用量:每 100 kg 朴硝用萝卜 20 kg。 　　成品性状:本品呈无色透明或半透明针状、棱柱状、长方状或不规则颗粒状结晶,味咸微苦。	
水飞法	朱砂粉 　　取原药材,用磁铁吸尽铁屑,置乳钵内,加适量清水研磨成糊状,然后加多量清水搅拌,待粗粉下沉,倾取上层混悬液。下沉的粗粉再如上法反复操作多次,直至手捻细腻,无亮星为止,弃去杂质。合并混悬液,静置后倾去上层清液,取沉淀物,晾干或 40 ℃以下干燥,再研细即可。 　　成品性状:本品微鲜红色或暗红色细粉,质较重,无臭,无味。	
干馏法	蛋黄油 　　鸡蛋煮熟后,单取蛋黄置锅内,以文火加热,除尽水分后用武火炒熬,至蛋黄油出尽为止,滤尽蛋黄油装瓶。 　　成品性状:本品为油状液体,具青黄色荧光。	

五、实验注意事项

①煨制时火力不宜过大,以便油质徐徐渗入辅料内。

②提净时加水量不宜过多,以达到药物全部溶解即可,否则不易结晶。

③水飞过程中,研磨时水量宜少,以药物研磨时能成糊状为度;搅拌混悬时加水量宜大,以便形成混悬液和除去溶解度小的有毒物质或杂质;干燥时温度不宜过高,以晾干或 40 ℃以下烘干为宜。

④制蛋黄油时,鸡蛋要新鲜,熬油时应注意火力控制,所得蛋黄油要及时装瓶贮藏。

六、思考题

①肉豆蔻煨制的目的是什么?

②用水飞法制备朱砂粉有什么优缺点?

③干馏法的炮制目的是什么?蛋黄油在临床上有什么作用?

实验 12
山楂炮制前后有机酸含量的测定

实验学时:8 学时

一、实验目的

①熟悉山楂的炮制方法。

②通过山楂炮制前后总有机酸含量的比较,了解山楂炮制的作用和意义。

二、实验原理

山楂具消食健胃、行气散瘀的功能。常用的炮制方法有炒黄、炒焦和炒炭等。中医认为,山楂经不同方法炮制后,其作用亦有所改变,如焦山楂善于消食,山楂炭长于收敛止血。现代研究认为,山楂中的有机酸类能增加胃中消化酶的分泌,促进消化。

山楂性酸,味甘,微温,具过敏之偏性。因此,山楂炮制的目的是降低酸性,缓和或减少刺激性。本实验通过山楂炮制前后总有机酸含量的比较,说明山楂的炮制意义。

三、实验用品

工具设备	药品
粉碎机、80 目药筛、磁力搅拌器、电子天平、真空泵、称量瓶、锥形瓶、量筒、玻璃漏斗、移液管、容量瓶、碱式滴定管、布氏漏斗、滤纸	山楂、0.1 mol/L 氢氧化钠、酚酞试剂、蒸馏水

四、预习

预习

　　①山楂的炮制方法;

　　②山楂不同炮制品的炮制作用。

续表

准备
①生山楂:除去杂质及脱落的核; ②炒山楂:取净山楂置热锅中,用文火炒至色变深时取出,放凉; ③焦山楂:取净山楂置热锅中,用中火炒至表面焦褐色、内部黄褐色时取出,放凉; ④山楂炭:取净山楂置热锅中,用武火炒至表面黑色、内部焦黄色时取出,放凉。

五、实验过程

实验内容	实验操作步骤	实验记录
山楂炮制品的粉碎	各山楂炮制样品分别粉碎,然后过80目筛备用。	
山楂炮制品的搅拌及滴定	精确称取山楂生品1.00 g,置锥形瓶中,精确取100 mL蒸馏水,加入锥形瓶中,室温下搅拌4 h后过滤。用移液管吸取25 mL待测液于锥形瓶中,加入50 mL蒸馏水、2滴酚酞指示剂,用0.1 mol/L氢氧化钠液滴定,当溶液颜色变为橘红色时即为终点。 采用相同方法分别对不同炮制品进行有机酸含量测定,记录数据。	
各山楂炮制品中有机酸含量的计算	每1 mL 0.1 mol/L氢氧化钠相当于6.404 mg枸橼酸(总有机酸总量以枸橼酸计算)。 $$总有机酸含量(\%) = \frac{6.404VM}{W} \times 100\%$$ 式中,V为滴定时消耗氢氧化钠标准溶液的体积(mL);M为氢氧化钠标准溶液的浓度(mol/L);W为滴定所取滤液含样品质量(g)。 注:《中国药典》(2020年版)将有机酸作为评价山楂质量的一项重要定量指标,规定山楂按干燥品计算,含有机酸以枸橼酸($C_6H_8O_7$)计,不得少于5.0%。炒山楂、焦山楂中不得少于4.0%。	

六、实验结果及分析

将实验数据填入下表,并对结果进行分析。

	V/mL	$M/(\text{mol} \cdot \text{L}^{-1})$	W/g	总有机酸含量/%
生山楂				
炒山楂				
焦山楂				
山楂炭				

七、思考题

根据实验结果说明山楂炮制的意义。

实验 **13**

王不留行炮制前后浸出物的比较

实验学时:6 学时

一、实验目的

通过比较中药炮制前后浸出物含量,了解果实、种子类中药炮制的目的。

二、实验原理

王不留行具有活血通经、下乳消肿的功效,但王不留行生品质地坚硬、有效成分不易煎出,炒后爆花,质地松泡,有利于有效成分煎出。

三、实验用品

工具设备	药品
烧杯、分析天平、250 mL 锥形瓶、冷凝管、吸管(25 mL、100 mL)、瓷蒸发皿、布氏漏斗、抽滤瓶(300 mL)、水浴锅、干燥器等	王不留行、乙醇

四、预习

预习
王不留行的炮制方法及炮制作用。
准备
炒王不留行的制备:取净王不留行,预热炒制容器,中火加热,炒至大部分爆成白花时取出,放凉。

五、实验过程

实验内容	实验操作步骤	实验记录
样品的称量及提取	分别取王不留行及炒王不留行各约 4 g,称定质量(准确至 0.01 g),置 250 mL 锥形瓶中,精确加 95% 乙醇 100 mL,塞紧瓶塞,称定质量(准确至 0.01 g),静置 1 h 后,连接回流冷凝管,加热至沸腾,并保持微沸 1 h。	
抽滤	放冷后,取下锥形瓶,密塞,再称定质量,用 95% 乙醇补足减失的质量,摇匀,用干燥滤器滤过。	
干燥及称量	精密量取滤液 25 mL,至已干燥至恒重的蒸发皿中,在水浴上蒸干后,于 105 ℃干燥 3 h,置干燥器中冷却 30 min,迅速精密称定质量。	
样品中浸出物含量的计算	以干制品计算供试品中醇溶性浸出物的含量(%):$$浸出物含量(\%) = \frac{4M_2}{M_1} \times 100\%$$ 式中,M_1 为所称取药材的质量(g);M_2 为干制品质量(g)。	

六、实验结果及分析

将实验数据填入下表,并对结果进行分析。

	M_1/g	M_2/g	浸出物含量/%
王不留行			
炒王不留行			

七、注意事项

①回流时注意控制火力,防治爆沸。
②吸取滤液时,不可搅拌,力求一次吸取。
③干燥时应注意控制温度和时间。

八、思考题

根据王不留行炮制前后浸出物测定结果,说明果实、种子类中药炮制的目的和意义。

实验 **14**
巴豆制霜前后巴豆油的含量测定

实验学时:6 学时

一、实验目的

通过测定巴豆制霜前后巴豆油的含量,理解巴豆制霜的目的。

二、实验原理

巴豆油具有强烈的泻下作用和刺激作用,0.01~0.15 g巴豆油即可导致泻下,大剂量可引起剧烈泻下,甚至死亡。制霜可降低巴豆中巴豆油的含量而缓和药性,降低毒性。《中国药典》(2020年版)规定,巴豆霜中巴豆油的含量应为18%~20%。

三、实验用品

工具设备	药品
索氏提取器、烧杯、称量瓶、水浴锅、天平、滤纸、乳钵、蒸发皿、量筒等	巴豆、巴豆霜、乙醚、无水硫酸钠

四、预习

预习   巴豆霜的炮制方法及炮制作用。
准备   巴豆霜的制备:取净巴豆仁,碾成泥状,用2~3层吸油纸包严,蒸热,压榨去油,如此反复操作,至药物不再黏结成饼为度,再碾细。

五、实验过程

实验内容	实验操作步骤	实验记录
样品的称量与提取	精密称取巴豆和巴豆霜各约 5 g,分别装入滤纸筒内,上下均塞脱脂棉,置于干燥的索氏提取器中,由提取管上装入无水乙醚 120 mL,连接冷凝装置,于 50 ℃左右恒温水浴中提取 2.5～3 h,至提取完全,得到乙醚提取液。	
提取液的浓缩	回收乙醚,将烧瓶中的提取液倒入预先洗净,于 100 ℃干燥而精密称重的蒸发皿中,用少量无水乙醚洗净烧瓶,一并加入蒸发皿中,在水浴上徐徐蒸发,挥尽乙醚。	
干燥及称重	将蒸发皿置于烘箱中,100 ℃干燥 1 h 取出,移入干燥器冷却 30 min,精密称定。	
巴豆油含量的计算	巴豆油含量(%) $= \dfrac{M_2}{M_1} \times 100\%$ 式中,M_1 为样品质量(g);M_2 为巴豆油质量(g)。	
巴豆油提尽的检查方法	从提取管中吸取 10 滴乙醚提取液于表面皿上,置于水浴锅上挥尽乙醚,然后加入 4～5 粒无水 $NaSO_4$,置于电炉上加热,若无丙烯醛气味;或将乙醚提取液滴于白色滤纸上,使乙醚挥尽,若无油迹,则为提尽。	

六、实验结果及分析

将实验数据填入下表,并对结果进行分析。

	M_1/g	M_2/g	巴豆油含量/%
巴豆			
巴豆霜			

七、注意事项

①生巴豆有毒,操作过程中应戴手套及口罩防护。
②挥发乙醚时,水浴温度以 40 ℃为宜,且必须将乙醚完全挥尽后,才能于烘箱内干燥。

八、思考题

①根据实验结果,说明巴豆制霜的意义。
②结合实验 10,分析巴豆霜的质量应从哪些方面进行控制。

附　录

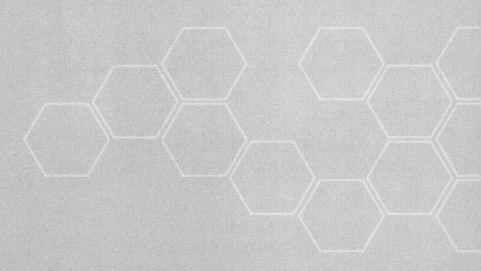

附录 1

中药炮制技术实验教学大纲

中药炮制技术实验课是中药炮制技术教学过程中的重要组成部分,是理论联系实际的重要环节。根据中药炮制技术课程标准的要求,实验内容包括传统实验和现代实验两部分。通过实验教学,培养学生的实验操作能力、分析问题和解决问题的能力。

一、实验目的

1.使学生继承和发扬传统的制药技术,掌握中药炮制的基本方法和基本技能。

2.使学生掌握利用现代科学技术研究中药炮制的方法,以便加深对课堂上所学到的基本理论知识的理解,更好地掌握中药炮制学专业知识。

3.为探讨中药炮制机制,促进中药炮制工艺规范化、中药饮片质量标准化,提高中药药效打下良好的基础。

4.培养学生正确分析和评价实践结果、科学表达实践结论、规范完成实践报告的能力。

5.以科学的态度和作风进行实践,掌握实验室常见问题的处理方法,逐步养成态度认真、实事求是、学风严谨的良好素质。

二、实验地点

中药炮制实验室、中药加工实验室。

三、实验活动

1.实验准备:仪器设备、药品试剂等。

2.预习:阅读实验讲义、写出预习报告。

3.实验指导:实验前讲解、实验过程中教师巡回指导。

4.实验操作:规范操作并记录。

5.分析总结:完成实验报告。

6.评价:批阅实验报告并讲评。

四、实验内容与要求

编号	实验项目	实验内容	实验要求	实验用品（仪器及材料）	学时
1	净选加工	利用挑选、风选、筛选、水选等方法净制药物	熟练掌握	药筛、箩、簸箕、盆,根据条件适当选择	2
2	饮片切制	手工及机械两种方法切制药材	熟练掌握	切药刀、压板、多功能切药机	4
3	清炒法及代表性药物炮制的质量控制	炒黄、炒焦、炒炭	熟练掌握	煤气灶、铁锅、铁铲、瓷盘、筛子、喷壶、电子秤	6
		中药炮制前后浸出物的比较	学会	烧杯、扭力天平、分析天平、250 mL 三角瓶、冷凝管、吸管(25 mL、100 mL)、瓷蒸发皿布氏漏斗、抽滤瓶(300 mL)、水浴锅、干燥器、滴定管、磁力搅拌器等	6
		山楂炮制前后有机酸含量的测定	学会	粉碎机、80 目药筛、磁力搅拌器、电子天平、真空泵、称量瓶、锥形瓶、量筒、玻璃漏斗、移液管、容量瓶、碱式滴定管、布氏漏斗、滤纸	8
4	加固体辅料炒	麸炒、米炒、土炒、砂烫	熟练掌握	炉子、锅、铁铲、扫把、筛子、台秤、瓷盆、温度计、麦麸、稻米、黄土、河砂	6
5	炙法	酒炙、醋炙、盐炙、蜜炙、姜炙	熟练掌握	炉子、锅铲、铁锅、瓷盆、瓷盘、量筒、台秤、纱布、酒、醋、姜、食盐、蜂蜜	12
6	煅法	明煅法、煅淬法、暗煅法	熟练掌握	炉子、铁铲、锅、坩埚、烧杯、量筒、火钳、电炉、大小瓷蒸发皿、搪瓷盘、台秤、马福炉及盐泥、米醋等	6
7	水火共制法	蒸法、煮法、燀法	熟练掌握	蒸制:蒸锅、搪瓷盘、台秤、烧杯、量筒、筛子、漏斗、纱布、黄酒等;煮制:铁锅(或小铜锅)、台秤、电炉、竹片、切药刀、量筒、瓷盘等;燀法:电炉、铝锅、瓷盘、瓷盆等	6
8	复制法	半夏的炮制	学会	瓷盘、瓷盆、筛子、刀、量筒、铁锅、电磁炉、电子秤等	6
9	发酵、发芽法	发酵法制备六神曲、发芽法制备麦芽	学会	发酵法:铁碾船、铁锅、电磁炉、筛子、竹匾、瓷盆、瓷盘、刀、模具、木箱等;发芽法:筛子、竹匾、竹盆、毛巾	4

编号	实验项目	实验内容	实验要求	实验用品（仪器及材料）	学时
10	制霜法	去油制霜:柏子仁霜、巴豆霜;渗析制霜:西瓜霜	学会	去油制霜:煤气灶、乳钵、铜筛、吸油纸、压榨器、蒸锅、瓷盘等、天平等;渗析制霜:小刀、竹签、瓦罐、毛刷、网兜	4
		巴豆制霜前后巴豆油的含量测定	学会	索氏提取器、烧杯、称量瓶、水浴锅、天平、滤纸、乳钵、蒸发皿、量筒等	6
11	其他制法	煨法:面裹煨肉豆蔻;提净法:芒硝的提净;水飞法:水飞朱砂;干馏法:干馏蛋黄油	学会	煨法:电子秤、煤气灶、锅、锅铲、瓷盘等;提净法:电子秤、电炉、漏斗、抽滤瓶、蒸发皿、烧杯、石棉网、小刀、锅、滤纸等;水飞法:电子秤、乳钵、磁铁、烧杯、量筒等;干馏法:煤气灶、锅等	4

五、说明

1. 实验项目:共列出 11 个实验项目,可结合具体实验条件进行选择。

2. 实验用品:实验所用的药材可根据实际情况进行选择。

3. 本实验大纲所规定的内容,在教学顺序和学时安排上可做适当调整,但不应破坏课程的基本体系。鼓励教师在教学方法和手段上有所创新。

附录 2

中药炮制技术实验考试大纲

一、考核内容

1. 清炒法的操作。
2. 加固体辅料炒法的操作。
3. 炙法的操作。

二、考核评定标准

1. 炮制操作方法（满分 30 分）

评分要求	评分因素	清炒法扣分	加固体辅料炒法扣分	炙法扣分
器具准备 （2分）	炒前未清洁炒药锅扣1分； 器具要一次准备齐全，操作过程中每增加一种器具扣0.5分； 器具摆放不合理或摆放杂乱扣0.5分			
净制 （2分）	未净制不得分； 未检查辅料扣1分； 净制使用不合理扣1分			
称量 （3分）	未称量不得分； 称量操作不规范扣1分； 称量不准确，差异超过±10%扣1分，超过±20%不得分			
投药 （3分）	投放药料和辅料先后顺序错误不得分； 投药操作明显缓慢扣1分； 投药操作严重失误不得分			

评分要求	评分因素	清炒法扣分	加固体辅料炒法扣分	炙法扣分
炒制 (12分)	操作严重失误不得分； 中途熄火扣1分； 翻炒操作明显不熟练、不均匀扣1分； 翻炒时，饮片散落到台面上未捡回扣1分； 翻炒时，饮片散落地面扣1分			
出锅 (8分)	操作严重失误不得分； 未先熄火就出锅扣1分； 出锅明显缓慢扣0.5分； 饮片与辅料分离不净扣1分； 出锅时，饮片散落到台面上未捡回扣1分； 出锅时，饮片散落到地面上未捡回扣1分			
扣分合计				
操作得分总计				

2. 炮制成品(满分70分)

炮制之后的成品可根据实际情况(如成品的质量要求、辅料的要求等)进行打分。

程度太欠:10～20分；

程度欠:21～50分；

程度合格:51～70分；

程度过:21～50分；

程度太过:0～20分。

三、说明

1. 考核项目共计3项，具体考核内容可根据实际情况选择，每位考生考核3种饮片的炮制，考核时由学生抽签决定炮制的饮片。

2. 实践考核结束后，按要求整理实践用品及实验室环境。指导教师当场评分。

3. 本实践考核成绩可逐步纳入期末考试成绩。理论考试成绩占60%，实践考核成绩占40%。

附录 **3**

"2021 年全国职业院校技能大赛"高职组 中药传统技能——"中药炮制"赛项规程

一、竞赛内容

1. 炮制理论考试:考察选手对中药炮制辅料和清炒法的理论知识。

2. 中药炮制操作:本项目要求选手完成 2 种待炮制饮片的炮制操作。参赛选手须根据比赛时规定的质量和炮制要求,在规定时间内,按标准操作规程完成炮制操作。比赛时器具的准备以及饮片的净制、分档、炙法的拌润、炒炙、清场等各项操作,均需选手自己完成。比赛规定时限 20 min。

由于比赛时间的限制,液体辅料拌匀后稍润即可。竞赛中,砂炒法的辅料用河砂不用油砂;麸炒法的辅料用麦麸不用蜜炙麸皮,所有辅料均不需选手进行特殊处理。

炮制方法从《中国药典》(2020 年版)一部收载的方法中选取炒黄、炒焦、炒炭、麸炒、砂炒、蛤粉炒、酒炙、醋炙、盐炙、蜜炙 10 类方法。炮炙品种范围为 37 种中药、40 种饮片规格。竞赛用饮片质量范围一般为 50 ~ 200 g(具体用量竞赛试卷有明确标示)。竞赛所涉及的炮制方法及待炮制饮片品种见表1。

表 1　炮制方法及待炮制饮片范围

序号	类别	待炮制饮片名称
1	炒黄 (5 味)	王不留行、槐花、酸枣仁、麦芽、槟榔
2	炒焦 (4 味)	麦芽、山楂、槟榔、栀子
3	炒炭 (4 味)	荆芥、白茅根、茜草、槐花
4	麸炒 (5 味)	薏苡仁、山药、白术、枳壳、僵蚕
5	砂炒 (4 味)	鳖甲、骨碎补、干姜、鸡内金

序号	类别	待炮制饮片名称
6	蛤粉炒 （1味）	阿胶
7	酒炙 （4味）	白芍、当归、丹参、川牛膝
8	醋炙 （3味）	三棱、青皮、香附
9	盐炙 （4味）	泽泻、小茴香、橘核、知母
10	蜜炙 （6味）	黄芪、甘草、麻黄、前胡、百合、百部

二、评分标准

比赛按组进行,每组8名选手抽签确定竞赛工位,在规定时间内完成中药炮制操作。由2位裁判同时监考2位选手,并对其操作过程逐项评分,取其平均值(保留小数点后两位数)作为参赛选手操作得分(满分40分);赛场的所有8位裁判共同对所有选手炮制的成品质量进行比较评分,去掉一个最高分,去掉一个最低分,取其平均值(保留小数点后两位数)作为参赛选手炮制程度得分(满分50分)。操作得分与炮制程度得分相加即为参赛选手的总分(保留小数点后两位数)。计时员记录对应选手的操作时间。中药炮制竞赛评分标准见表2。

表2 中药炮制竞赛评分标准

赛位号:_____ 组别号:_____ 竞赛用时:_____ 成绩:_____

项目	评分标准细则 （整个炮制操作40分,成品质量50分）	扣分	得分
理论考试	单独进行计算机平台考试,系统阅卷评分(10分)		
准备	器具准备齐全、洁净、摆放合理: ①器具要洁净,炒前未清洁炒药锅者,扣1分; ②器具要一次准备齐全,操作过程中每再准备一种器具,扣0.5分; ③器具摆放不合理或摆放杂乱者,扣1分		
净制	净制操作规范,饮片净度符合《中国药典》2020年版一部及《中药饮片质量标准通则(试行)》之规定: ①若有明显杂质,未净制,扣1分;称量后再挑选去杂质,扣3分; ②饮片散落到台面上未拣回,扣1分; ③饮片散落到地面上,视量多少扣1~2分; ④净制操作不规范,扣1分; ⑤净制使用器具明显不合理,扣2分		

续表

项目	评分标准细则 （整个炮制操作40分，成品质量50分）	扣分	得分
称量	待炮制品及辅料称取规范： ①称量前不归零，扣1分； ②称量后称盘不放回原位置或操作完毕后不关电源，扣0.5分； ③称量的质量差异超过±5%，扣1分；超过±5%～±10%，扣3分； 超过±10%，扣5分		
拌润	拌润手法娴熟，操作规范： ①未拌润，扣5分； ②拌制不均匀，扣1分； ③拌制后不润，扣1分； ④操作时散落，视量多少扣1～2分		
预热	火力控制适宜，投药时间恰当： ①不预热或违反操作规程造成事故，扣2分； ②中途熄火，扣1分； ③投药前未用合适的判断方法预测锅温，扣1分		
投药	生饮片及辅料投放操作规范： ①投药前未调节至适宜火力，扣3分； ②投药操作严重失误，扣3分； ③投药操作过慢，扣1分； ④麸炒时撒麸不均匀，扣1分；锅温未达到麸下烟起，扣2分；蛤粉未预热到合适程度，扣2分；砂炒时，河砂用量过少，扣2分； ⑤投药时，饮片散落到台面上未拣回，扣1分； ⑥投药时，饮片散落到地面上，视量多少扣1～2分		
翻炒	翻炒动作娴熟，操作规范： ①操作严重失误，扣10分； ②中途熄火，扣1分； ③翻炒明显不熟练、不均匀，扣3～5分； ④翻炒时，饮片散落到台面上未拣回，扣1分；先炒药后加辅料，辅料撒布不匀，扣1分； ⑤翻炒时，饮片散落到地面，视量多少扣1～2分； ⑥炙法因加水量或取量等原因，造成润后辅料仍剩余太多，扣3分		

项目	评分标准细则 （整个炮制操作 40 分,成品质量 50 分）	扣分	得分
出锅	出锅及时,药屑及辅料处理规范,炮制品存放得当: ①操作严重失误,故意除去不合格饮片,扣 5 分; ②未先熄火就出锅,扣 1 分; ③出锅太慢,扣 1 分; ④出锅后未及时摊开晾凉,扣 1 分;炊帚等易燃物品放在铁锅内,扣 1 分; ⑤未除辅料,扣 3 分;辅料未除尽,扣 1 分; ⑥淬法操作不规范,扣 1 分; ⑦出锅时,饮片散落到台面上未拣回,扣 1 分; ⑧出锅时,饮片散落到地面上,视量多少扣 1~2 分		
清场	按规程清洁器具,清理现场;饮片和器具归类放置: ①操作严重失误,扣 5 分; ②器具未清洁,扣 1 分;清洁不彻底,扣 0.5 分; ③器具未放回原始位置或摆放杂乱,扣 1 分; ④操作台面不整洁,扣 1 分;地面未清洁,扣 1 分; ⑤未关闭煤气罐阀门,扣 1 分		
成品质量 （50 分）	炮制后饮片质量应符合《中国药典》(2020 年版)一部及《中药饮片质量标准通则(试行)》之规定:适中率 95% 以上,50 分;适中率 80%~95%,40 分;适中率 70%~80%,30 分;适中率 60%~70%,20 分;适中率 50% 以下(不及或太过),不超过 15 分		
合计			

注:1. 选用辅料错误或操作程序错误,即为方法错误,只计准备和清场分数,成品质量计 0 分。

　　2. 操作环节按评分细则扣分,总扣分最多 40 分。

三、中药炮制所需物品

电子秤(称量范围 3.0 kg,精确度 0.1 g)、秒表、煤气罐(5 kg)、燃气灶、炒药锅(圆底、铸铁、口径约 30 cm)、药铲、瓷盘、盛药盆、小喷壶、铁丝筛、箩、簸箕、笸篱、烧杯、量筒、玻璃棒、热水壶(蜜炙用)、拌润盆(或盒)、毛巾、手套及待炮制饮片等。

四、竞赛样题

(一)炮制理论考试样卷及答案

2021 年全国职业院校技能大赛·中药传统技能赛项·炮制理论
中药炮制学理论试卷(样卷)

审阅选项,在列表中点击你认为正确的中药进行选择,再次点击可以取消选择。

1. 下列中药炮制工艺为炒黄的是：

序号	题型	选项				答案
		A	B	C	D	A
1	选择	麦芽	荆芥	山药	骨碎补	麦芽

2. 下列中药炮制工艺为炒焦的是：

序号	题型	选项				答案
		A	B	C	D	A
2	选择	栀子	薏苡仁	阿胶	白芍	栀子

3. 下列中药炮制工艺为炒炭的是：

序号	题型	选项				答案
		A	B	C	D	A
1	选择	茜草	丹参	泽泻	甘草	茜草

4. 下列中药炮制工艺为麸炒的是：

序号	题型	选项				答案
		A	B	C	D	A
1	选择	山药	黄芪	麻黄	知母	山药

5. 下列中药炮制工艺为砂炒的是：

序号	题型	选项				答案
		A	B	C	D	A
1	选择	鳖甲	青皮	槟榔	酸枣仁	鳖甲

6. 下列中药炮制工艺为蛤粉炒的是：

序号	题型	选项				答案
		A	B	C	D	A
1	选择	阿胶	鸡内金	僵蚕	前胡	阿胶

7. 下列中药炙制辅料为酒的是：

序号	题型	选项				答案
		A	B	C	D	A
1	选择	当归	干姜	白茅根	香附	当归

8. 下列中药炙制辅料为醋的是：

序号	题型	选项				答案
1	选择	A	B	C	D	A
		三棱	白术	百合	川牛膝	三棱

9. 下列中药炙制辅料为盐水的是：

序号	题型	选项				答案
1	选择	A	B	C	D	A
		橘核	麦芽	枳壳	骨碎补	橘核

10. 下列中药炙制辅料为炼蜜的是：

序号	题型	选项				答案
1	选择	A	B	C	D	A
		百部	白芍	白茅根	山楂	百部

（二）中药炮制操作样卷

2021 年全国职业院校技能大赛（高职组）中药传统技能赛项

中药炮制操作

请参赛选手在 20 min 内，按照《中国药典》（2020 年版）一部规定的方法，完成下列 2 味待炮制饮片的炮制操作：

1. 将 100 g 酸枣仁炮制成炒酸枣仁。

2. 将 80 g 鳖甲炮制成醋鳖甲。

附录 **4**
中药炮制实验室管理规章制度

为了达到实验教学的预期目标,确保实验的顺利进行,学生必须遵守下列实验规则:

1. 遵守实验纪律

保持实验室内肃静,不得无故迟到或早退,不得擅离实验操作岗位,不进行与实验无关的活动,严禁吸烟。

2. 杜绝差错事故

实验用原、辅材料应名副其实,要在拿取、称量和放回时进行 3 次核对;处方中如有毒性药品,需仔细检查是否超过剂量,称量时须经实验指导教师核对,在专用的天平上称量。称量完毕应盖好瓶塞,放回原处。使用精密仪器时,首先应熟悉性能与操作方法,用前检查,用后登记。

3. 爱护仪器药品

实验仪器和药品应妥善保管、存放和使用。如有破损缺少,必须立即报告实验指导教师,并填写仪器药品报损表,然后到准备室补领。实验小组合用的仪器药品,每次实验前应检查核对后再取用。实验指导教师对破损缺少的仪器药品应查明原因,按学校对仪器药品破损处理办法提出处理意见。注意节约水、电、气及药品、试剂。

4. 注意安全卫生

学生进入实验室必须穿白大衣。实验结束后及时清洗仪器,并将本组实验台、架等整理洁净方可离开。实验小组轮流值日,主要负责实验室内地面、边台、水池、门窗的卫生整洁,以及废物缸的清倒工作,关好水、电、窗,经指导教师验收后再离开实验室。注意安全,严防水灾、烧伤或中毒事故发生。

5. 实验成绩

实验成绩由实验预习、操作、结果、实验报告、卫生纪律等方面组成。

参考文献

［1］国家药典委员会.中华人民共和国药典:一部［M］.北京:中国医药科技出版社,2020.

［2］龚千锋.中药炮制学［M］.2 版.北京:中国中医药出版社,2007.

［3］陈秀瑗,吕桂凤.中药炮制技术［M］.3 版.北京:中国医药科技出版社,2017.

［4］刘波,李铭.中药炮制技术［M］.3 版.北京:人民卫生出版社,2014.

［5］龚千锋.中药炮制学实验指导［M］.北京:中国中医药出版社,2018.

［6］杨中林.中药炮制学实验与指导［M］.北京:中国医药科技出版社,2003.

实验报告

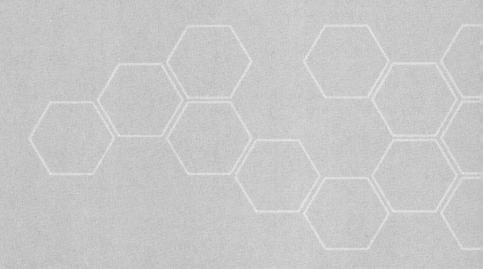

实验 1　净选加工

专业 _____ 班级 _____ 学号 _____ 姓名 _____
组号 _____ 实验合作者 _____ 实验时间 _____

（实验报告中应包括实验的目的、实验内容与方法、实验结果与分析、思考题）

实验 2　饮片切制

专业 _____ 班级 _____ 学号 _____ 姓名 _____
组号 _____ 实验合作者 _____ 实验时间 _____

（实验报告中应包括实验的目的、实验内容与方法、实验结果与分析、思考题）

实验 3　清炒法

专业 _____　班级 _____　学号 _____　姓名 _____
组号 _____　实验合作者 _____　实验时间 _____

（实验报告中应包括实验的目的、实验内容与方法、实验结果与分析、思考题）

实验4　加辅料炒法

专业 _____ 班级 _____ 学号 _____ 姓名 _____

组号 _____ 实验合作者 _____ 实验时间 _____

（实验报告中应包括实验的目的、实验内容与方法、实验结果与分析、思考题）

实验5 炙 法

专业 _____ 班级 _____ 学号 _____ 姓名 _____

组号 _____ 实验合作者 _____ 实验时间 _____

（实验报告中应包括实验的目的、实验内容与方法、实验结果与分析、思考题）

实验6　煅　法

专业 _____ 班级 _____ 学号 _____ 姓名 _____
组号 _____ 实验合作者 _____ 实验时间 _____

（实验报告中应包括实验的目的、实验内容与方法、实验结果与分析、思考题）

实验 7　水火共制法

专业 _____ 班级 _____ 学号 _____ 姓名 _____
组号 _____ 实验合作者 _____ 实验时间 _____

（实验报告中应包括实验的目的、实验内容与方法、实验结果与分析、思考题）

实验 8 复制法

专业 _____ 班级 _____ 学号 _____ 姓名 _____

组号 _____ 实验合作者 _____ 实验时间 _____

（实验报告中应包括实验的目的、实验内容与方法、实验结果与分析、思考题）

实验9 发酵、发芽法

专业 _____ 班级 _____ 学号 _____ 姓名 _____
组号 _____ 实验合作者 _____ 实验时间 _____

（实验报告中应包括实验的目的、实验内容与方法、实验结果与分析、思考题）

实验 10　制霜法

专业 _____ 班级 _____ 学号 _____ 姓名 _____

组号 _____ 实验合作者 _____ 实验时间 _____

（实验报告中应包括实验的目的、实验内容与方法、实验结果与分析、思考题）

实验 11　其他制法

专业 _____ 班级 _____ 学号 _____ 姓名 _____

组号 _____ 实验合作者 _____ 实验时间 _____

（实验报告中应包括实验的目的、实验内容与方法、实验结果与分析、思考题）

实验 12　山楂炮制前后有机酸含量的测定

专业 _____　班级 _____　学号 _____　姓名 _____

组号 _____　实验合作者 _____　实验时间 _____

（实验报告中应包括实验的目的、实验内容与方法、实验结果与分析、思考题）

实验 13　王不留行炮制前后浸出物的比较

专业 _____ 班级 _____ 学号 _____ 姓名 _____

组号 _____ 实验合作者 _____ 实验时间 _____

（实验报告中应包括实验的目的、实验内容与方法、实验结果与分析、思考题）

实验 14　巴豆制霜前后巴豆油的含量测定

专业 _____ 班级 _____ 学号 _____ 姓名 _____

组号 _____ 实验合作者 _____ 实验时间 _____

（实验报告中应包括实验的目的、实验内容与方法、实验结果与分析、思考题）